Reliure serrée

DU
FŒTICIDE

PAR

Adolphe PINARD

PROFESSEUR DE CLINIQUE OBSTÉTRICALE A LA FACULTÉ DE MÉDECINE DE PARIS

PARIS
G. STEINHEIL, ÉDITEUR
2, RUE CASIMIR-DELAVIGNE, 2

1901

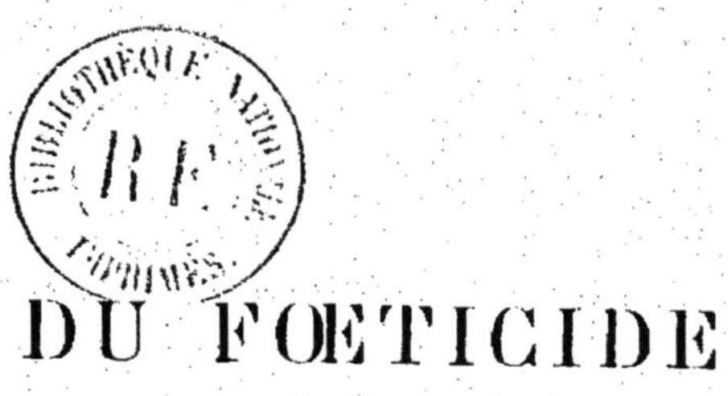

DU FOETICIDE

DU FOETICIDE

PAR

Adolphe PINARD

PROFESSEUR DE CLINIQUE OBSTÉTRICALE A LA FACULTÉ DE MÉDECINE DE PARIS

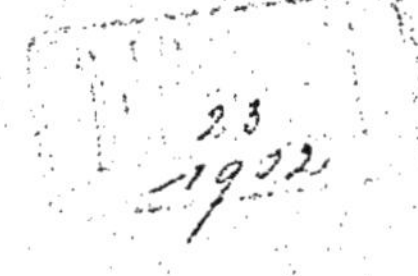

PARIS
G. STEINHEIL, ÉDITEUR
2, RUE CASIMIR-DELAVIGNE, 2

1901

DU FŒTICIDE[1]

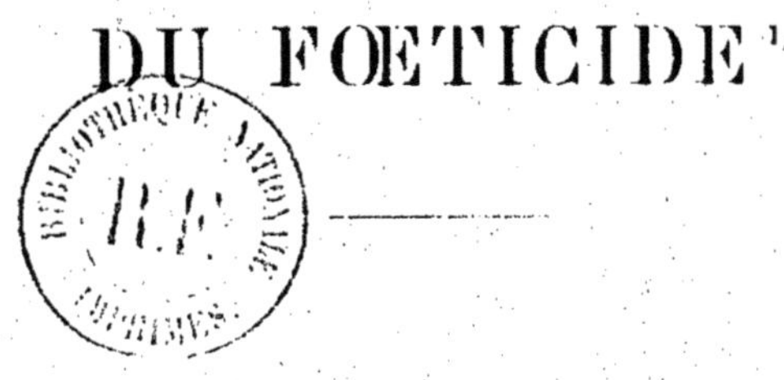

Dans ma leçon de réouverture faite le 6 novembre 1899 et consacrée à l'étude du soi disant fœticide thérapeutique (2), je terminais ainsi :

Pour moi, l'accoucheur n'a le droit, ni moralement, ni légalement, ni scientifiquement, de pratiquer l'embryotomie sur l'enfant vivant.

Croire que sacrifier l'enfant, c'est sauver la mère, constitue une légende qui doit disparaître.

Le droit de vie et de mort sur l'enfant n'appartient à personne, ni au père, ni à la mère, ni au médecin, ni même... au directeur d'une maternité.

Le droit de l'enfant à la vie est un droit imprescriptible et sacré que nulle puissance ne peut et ne doit lui ravir.

Le droit de choisir l'opération nécessaire à la terminaison de l'accouchement appartient au médecin seul. Et l'accoucheur doit rester médecin dans tous ses actes, c'est-à-dire qu'il doit toujours et partout éviter de provoquer des maladies et des infirmités et s'efforcer de conserver la vie des êtres qui se confient à lui ou qui lui sont confiés.

---

(1) Leçon de réouverture faite à la clinique Baudelocque le 21 novembre 1901.

(2) Pinard, *Ann. de gynécol. et d'obstétr.*, janv. 1900.

Cette doctrine, ainsi formulée, souleva des discussions et me suscita des contradicteurs. Mes appréciations sur le *jus vitæ necisque* furent attaquées aussi bien par des jurisconsultes que par des médecins, dont quelques-uns, je le reconnais, possédant qualité et autorité pour le faire, m'ont opposé leur opinion avec autant de franchise que de courtoisie. Je répondrai exclusivement à ceux-là, négligeant absolument ceux dont les opinions adverses ont revêtu pour voir le jour des prête-noms que je ne veux pas exposer à devenir des victimes.

Aussi longtemps que mes conclusions ont été seules en jeu, je ne fus pas ému, et, confiant dans le grand maître qu'est le temps, je gardai le silence. Aujourd'hui, je considère comme un devoir impérieux de répondre à la dernière et récente attaque qui me vient de haut, émanant d'un substitut de procureur général, car elle pourrait avoir, si elle n'était réfutée, de graves conséquences pour l'exercice de la médecine.

Avant de répondre directement à mes contradicteurs, tant français qu'étrangers, tant juristes que médecins, il me paraît indispensable de vous faire connaître, à vous, et d'apprendre à mes adversaires, de quelle façon j'ai envisagé la question depuis que j'ai l'honneur de participer à l'enseignement de l'obstétrique, c'est-à-dire depuis plus de vingt ans. Vous assisterez ainsi à l'élaboration, à la naissance et à l'évolution de ma doctrine, et vous pourrez dès lors porter un jugement éclairé sur les idées directrices de ma vie scientifique. Je sais, je sens, autant que qui que ce soit, combien le moi est haïssable, mais je suis mis par mes adversaires eux-mêmes dans l'obligation d'agir de cette façon.

Il y a plus de vingt ans, en 1879, exposant (1) les indications et les contre-indications de l'opération césarienne pratiquée soit sur la femme morte, soit sur la femme vivante, je m'exprimais ainsi, à propos de l'opération césarienne *post mortem* :

« Examinons la situation du médecin qui se trouve en face d'une femme enceinte de plus de sept mois, agonisante ou morte.

(1) PINARD. *Ann. de gynécol.*, nov. et déc. 1879 et janv. 1880.

Quel devra être son but? D'extraire un fœtus vivant. Mais, si le but est simple, combien les moyens d'y parvenir sont compliqués et périlleux !...

« Aussi nous nous demandons ce que doit être la situation d'un médecin seul aux prises avec les difficultés d'une pareille situation ! Subira-t-il les influences de son entourage ? Mais qui sait les mobiles qui peuvent faire agir les parents ? Est-ce que les uns n'auront pas intérêt à la naissance d'un enfant vivant, tandis que les autres verront par ce fait toutes leurs espérances s'évanouir ! Ceci est épouvantable, monstrueux, nous dira-t-on ; nous sommes de cet avis, mais, hélas ! il faut le reconnaître, ces faits s'observent. Et, si le médecin n'agit que d'après sa conscience, guidé par sa science, ne peut-il pas être poursuivi et condamné par les tribunaux sous l'inculpation d'homicide involontaire ? Bien des tribunaux, dit Tardieu (1), se rencontreraient pour faire repentir le médecin de son intervention et de sa résistance consciencieuse aux vœux intéressés ou seulement irréfléchis d'un mari ou d'une famille ! »

Arrivant aux indications de l'opération césarienne pratiquée sur la femme vivante, après avoir donné un historique résumé de la question, j'examinais l'opération césarienne, modifiée par Porro sous deux aspects différents : 1° comme opération *fatalement nécessaire*, comme étant le *seul* moyen d'accoucher ; 2° comme opération d'élection, comme étant le *meilleur* moyen d'accoucher, et je posais cette question : quand doit-on ouvrir le ventre et pratiquer la section de l'utérus ?

Et, après avoir exposé et discuté les indications et les contre-indications, je disais : « Toutes ces indications et contre-indications, qui, du reste, ne seront pas admises par tous (nous n'avons pas la suffisance de le croire), seront probablement, nous pourrions écrire certainement, modifiées dans l'avenir. Aujourd'hui, avec les résultats connus de l'amputation utéro-ovarique, elles nous paraissent rationnelles.

(1) TARDIEU, *Bull. de l'Acad. de méd.*, 9 avril 1861.

« Que l'opération de Porro devienne un jour, dans tous les cas, moins dangereuse que l'embryotomie, personne ne le désire plus vivement que nous, car alors nous n'aurons plus de demi-victoires et nous réaliserons plus souvent l'idéal de Levret en sauvant à la fois et la mère et l'enfant ; mais, tant qu'un sacrifice sera nécessaire, nous l'écrivons en face de notre femme et de notre fille, nous sacrifierons l'enfant. »

Le 7 décembre 1891, dans cet amphithéâtre, je commençais ainsi ma leçon (1) :

« A l'heure actuelle, lorsque nous nous trouvons en présence d'une femme en travail ayant un rétrécissement du bassin, et que nous avons constaté, soit par le seul palper mensurateur, soit après l'emploi infructueux du forceps, l'impossibilité de l'expulsion ou de l'extraction du fœtus par les voies naturelles, nous sommes réduits à choisir, pour délivrer cette femme, entre les deux moyens suivants : ou broyer la tête et terminer l'accouchement par les voies naturelles, ou pratiquer l'opération césarienne.

« Quand l'enfant est mort, la situation est nette. L'indication du broiement est formelle, acceptée par tous, et, grâce au basiotribe, ce merveilleux instrument dont nous sommes redevables à M. Tarnier, l'embryotomie céphalique se fait avec autant de facilité que de sécurité. Tous ceux qui ont manié ou vu manier le basiotribe, m'accorderont que la basiotripsie est une opération souvent plus facile qu'une application de forceps régulière au détroit supérieur, et que le pronostic pour la mère en est tout aussi favorable. Les résultats que j'ai publiés en 1887 (2), ceux que j'ai pu enregistrer depuis cette époque, ne me laissent aucun doute à ce sujet.

« Notre situation est tout autre quand l'enfant est vivant. Le broiement est discutable et très discuté par les partisans de l'opération césarienne. Tandis que, s'appuyant sur les résultats de la basiotripsie, les accoucheurs français, à peu d'exceptions près, sacrifient l'enfant dans tous les cas pour sauver la mère, un grand

(1) PINARD. *Ann. de gynécol. et d'obstétr.*, févr. 1892.
(2) PINARD, *Union méd.*, 2 et 4 août 1887.

nombre d'accoucheurs étrangers se prononcent pour l'opération césarienne, lorsque *la situation n'a pas été compromise* par des tentatives d'extraction par les voies naturelles.

« Quels sont les résultats de ces différentes manières d'agir ?

« Sur 50 femmes saines chez lesquelles on pratique la basiotripsie, l'enfant étant vivant, nous avons : Femmes guéries, 50 ; enfants sacrifiés, 50.

« Sur 28 femmes saines chez lesquelles on pratique l'opération césarienne, nous avons, d'après la statistique la plus favorable, celle de Léopold (jusqu'en 1890) : Femmes guéries, 25 ; mortes, 3 ; enfants sauvés, 28.

« Ainsi, aujourd'hui encore, malgré les progrès considérables réalisés depuis quinze ans, en présence du cas que je vous ai signalé au début de cet entretien, nous sommes réduits, soit à pratiquer une opération qui sauve la mère aussi sûrement qu'elle tue l'enfant, soit à pratiquer une opération qui sauve l'enfant en compromettant la vie de la mère. Resterons nous toujours en face de cette cruelle alternative ? Serons nous encore longtemps condamnés à ce supplice, qu'il faut avoir enduré pour savoir ce qu'il est, de tuer des enfants bien portants ou de faire courir à la mère les dangers encore redoutables de l'opération césarienne ? J'espère que non, je crois que cette fatalité peut disparaître, grâce à une opération, la symphyséotomie, imaginée en 1768 par un de nos compatriotes, étudiant en chirurgie, Sigault, qui la pratiqua pour la première fois et avec succès en 1777 sur la femme d'un soldat du guet nommé Souchot. »

Je terminais ainsi :

« Et si je ne me trompe, la symphyséotomie, qui a eu la mauvaise fortune d'être enfantée par un homme sans autorité en accouchement et qui ne pouvait que la compromettre, s'appuyant aujourd'hui sur l'antisepsie, s'éclairant des connaissances plus exactes que nous possédons sur les rétrécissements du bassin, guidée par la sûreté de nos procédés d'exploration, profitant des perfectionnements de nos techniques opératoires, deviendra, comme l'a dit M. Tarnier, le complément de l'accouchement prématuré dans bien des cas et se substituera à l'embryotomie et à l'opération césarienne dans bien d'autres, en ne laissant à celles-ci qu'un champ très restreint où elles régneront seules, sans partage.

« Et je souhaite ardemment de ne pas me tromper, car, si je suis dans la vérité, la vie de bien des femmes et de bien des enfants sera sauvegardée, et les accoucheurs n'auront plus à s'imposer le supplice de broyer des enfants pleins de vie qu'ils ont mission de sauver. »

Le 7 décembre 1892 (1), je disais :

« Je désire examiner avec vous si, dans l'année qui vient de s'écouler, depuis le moment où je prononçais ces paroles, mes espérances ont été déçues ou réalisées. Le moment est venu d'établir notre bilan et de préciser l'actif et le passif de la symphyséotomie à la clinique Baudelocque pendant l'année 1892.

« Tout d'abord, c'est avec une satisfaction dont je ne cherche pas à vous dissimuler la vivacité, que je vous déclare que, sur 1.800 accouchements effectués dans l'année, *je n'ai pas pratiqué une seule fois l'embryotomie sur un enfant vivant*. Et, cependant, nous avons eu à lutter contre des rétrécissements du bassin en nombre considérable. Nous n'avons fait dans tous les cas que de l'obstétrique opératoire conservatrice. Mais je ne veux vous parler aujourd'hui que des cas de symphyséotomie pratiqués dans le service, et vous en montrer et faire apprécier les résultats.

« 13 symphyséotomies ont été pratiquées à la clinique Baudelocque pendant l'année 1892, 8 ont été pratiquées par moi-même ; 2 par le Dr Varnier, professeur agrégé ; 1 par le Dr Lepage, chef de clinique ; 1 par le Dr Wallich, chef de laboratoire ; 1 par le Dr Potocki, ex-chef de clinique.

« J'ai pratiqué la première le 4 février ; M. le Dr Potocki a pratiqué la dernière le 14 novembre.

« Je vais vous montrer ces 13 femmes, car elles ont bien voulu consentir à revenir aujourd'hui ; de cette façon, vous pourrez

(1) PINARD, *Ann. de gynécol. et d'obstétr.*, décembre 1892.

juger, en toute connaissance de cause, des résultats immédiats et consécutifs de la symphyséotomie. »

Le 7 décembre 1893 (1), je m'exprimais ainsi :

« Je n'ai jamais eu dans mon service tant de rétrécissements du bassin que cette année ; je n'ai jamais pratiqué moins d'opérations. C'est que, pour la première fois, j'ai appliqué, et de plus en plus rigoureusement, les préceptes suivants :

« 1° *Abandon de l'accouchement provoqué dans tous les cas où la symphyséotomie peut permettre le passage d'une tête de fœtus à terme ;*

« 2° *Abandon de toute application de forceps pour toute résistance osseuse (que cette résistance siège au détroit supérieur, dans l'excavation, ou au détroit inférieur) ;*

« 3° *Abandon absolu de l'embryotomie sur l'enfant vivant ;*

« 4° *Agrandissement momentané du bassin (par symphyséotomie, pubiotomie, ischio-pubiotomie, coccygotomie) dans tous les cas où il y a résistance osseuse non vaincue par les contractions, la tête étant bien orientée, et où le calcul me démontre que la section du bassin permettra le passage de la tête ;*

« 5° *Amputation utéro-ovarique dans les cas d'étroitesse absolue.* »

Vous le voyez, l'évolution qui m'a conduit à abandonner les idées classiques a duré deux années environ.

Attaqué par les uns pour avoir agi ainsi avec tant de rapidité, blâmé par les autres pour avoir marché avec tant de lenteur, finalement accusé par tous, je vous demande la permission de vous expliquer les raisons qui ont dicté ma conduite et dirigé mes actes.

Imprégné des idées classiques réputées les meilleures ; témoin des efforts constants faits par les maîtres les plus autorisés pour perfectionner les méthodes, les procédés et les instruments employés dans les cas de dystocie d'origine pelvienne ; pénétré d'admiration pour les Stoltz, A. Baudelocque, Tarnier, qui nous

(1) PINARD. *Ann. de gynécol. et d'obstétr.*, janvier 1894.

avaient mis en possession, et non sans luttes, de l'accouchement prématuré artificiel, du céphalotribe, du forceps actuel, du basiotribe, je ne pouvais point ne pas considérer ces moyens d'agir comme autant de conquêtes. Et cela d'autant plus que, quand je comparais les résultats obtenus par l'emploi de ces méthodes, de ces procédés et de ces instruments, aux résultats obtenus par d'autres accoucheurs employant des moyens différents, je trouvais une supériorité pour les premiers. Je sais bien que ces résultats, considérés comme fort beaux — et ils l'étaient comparés aux anciens — laissaient cependant beaucoup à désirer, au point de vue absolu. Et j'avais été témoin ou acteur dans trop de circonstances où l'ingéniosité de la méthode, la perfection des instruments, et l'habileté opératoire s'étaient montrées inutiles, inefficaces ou impuissantes, pour ne pas être convaincu qu'il y avait encore beaucoup à faire sur ce terrain. Et moi-même, je cherchais, j'étudiais, je modifiais, et cela, je dois le dire, sans obtenir beaucoup plus de satisfaction que mes prédécesseurs.

Au Congrès international des sciences médicales, tenu à Rome en 1894, je formulais à la fin de mon rapport les conclusions générales que voici (1) :

« *a*) L'embryotomie, le broiement, *l'attente de la mort d'un enfant vivant* doivent être à jamais proscrits ;

« *b*) L'agrandissement momentané du bassin, pratiqué dans les limites et conditions ci-dessus indiquées, doit faire abandonner : 1° l'accouchement prématuré artificiel ; 2° toute opération ayant pour but de faire lutter la tête fœtale contre une résistance osseuse du bassin, non vaincue par les contractions utérines dans des conditions d'orientation favorable. »

Le 7 décembre 1896, les élèves assis sur les gradins où vous êtes pouvaient lire les aphorismes que vous voyez affichés en gros caractères sur les murs de cet amphithéâtre :

Le nouveau-né a d'autant plus de chance de devenir un être sain, vigoureux et intelligent qu'il est né à terme.

(1) PINARD. *Ann. de gynécol. et d'obstétr.*, avril et mai-juin 1894.

Le devoir de la société et de l'accoucheur est de faire naître les enfants à terme.

Mener la grossesse à terme, procéder à l'accouchement sans danger pour la mère et avec le minimum de traumalisme pour l'enfant, tel doit être l'idéal de l'accoucheur.

L'EMBRYOTOMIE SUR L'ENFANT VIVANT A VÉCU !

Au Congrès international des sciences médicales tenu à Moscou en 1897, mon collègue Varnier donnait, dans son magistral rapport, les conclusions qui suivent (1) :

« L'agrandissement momentané du bassin, pratiqué suivant les règles posées dans le rapport de M. Pinard au Congrès de Rome, a pour résultat de ramener la mortalité fœtale, dans les cas de bassins viciés, au taux de la mortalité fœtale qui accompagne et suit l'extraction artificielle par forceps dans les bassins normaux.

« L'agrandissement momentané du bassin ne donne lieu à aucune hémorrhagie, à aucune lésion des symphyses postérieures capables de compromettre la vie ou la santé de l'opérée.

« Pratiqué antiseptiquement sur une femme non infectée, l'agrandissement momentané du bassin ne lui fait pas courir plus de danger que les autres interventions obstétricales. En dehors des complications accidentelles, indépendantes du mode d'intervention, la mortalité chez les femmes symphyséotomisées reconnaît pour cause principale la septicémie puerpérale.

« La symphyséotomie est suivie d'une restauration fonctionnelle parfaite. Il n'est nullement démontré jusqu'à présent qu'elle agrandisse le bassin pour l'avenir. Une symphyséotomie guérie par première intention n'apporte aucune gêne, aucun trouble dans les grossesses et les accouchements ultérieurs. L'opération peut sans difficultés et sans inconvénients être faite plusieurs fois chez la même femme.

« Il y a indication à la symphyséotomie chaque fois que, l'enfant étant vivant, la dilatation complète, les efforts d'expulsion impuis-

(1) VARNIER, *Ann. de gynécol. et d'obstétr.*, sept. 1897.

sants par suite de la viciation absolue ou relative du bassin osseux, le calcul démontre qu'un écartement pubien ne dépassant pas 7 centimètres donnera au bassin les dimensions largement suffisantes pour l'extraction du fœtus sans traumatisme.

« On ne saurait poser en principe que la symphyséotomie doive être réservée aux bassins viciés, au sens absolu du mot. Elle doit être le mode de traitement de la dystocie, si meurtrière jusqu'à présent, causée par l'excès de volume dit physiologique du fœtus ainsi que de certaines présentations vicieuses fixées (variétés frontales de la face, par exemple) dans les bassins normaux.

« Pour les raisons que nous avons exposées à maintes reprises, et sur lesquelles je ne veux pas revenir ici, la symphyséotomie doit remplacer, dans le traitement des viciations pelviennes courantes, l'accouchement prématuré provoqué et l'extraction forcée par forceps ou version. *Nous ne parlons plus de l'embryotomie sur l'enfant vivant, qui n'a plus de défenseurs.* »

Au Congrès de gynécologie, d'obstétrique et de pædiatrie tenu à Marseille, l'année suivante, je faisais suivre ma communication sur l'avortement médicalement provoqué ou avortement thérapeutique des conclusions ci-dessous (1) :

« 1° L'interruption de la grossesse avant la viabilité du fœtus, l'avortement provoqué médicalement constitue dans des cas bien déterminés un moyen thérapeutique aussi puissant que précieux.

« 2° L'indication de cet acte opératoire ne se rencontre ni dans les cas de rétrécissement de la filière pelvi-génitale, ni dans les cas de maladie venant compliquer la grossesse ;

« 3° L'indication réelle n'existe que quand la cause des accidents qui menacent sûrement la vie de la femme est certainement la grossesse ;

4° En provoquant l'avortement dans ces conditions, jamais le médecin ne *sacrifie* le fœtus — fatalement condamné — et assez souvent il *sauve* la mère. »

Donc, sur ce terrain encore, nous restons entièrement et vérita-

(1) PINARD, *Ann. de gynécol. et d'obstétr.*, janv. 1899.

blement dans notre rôle de médecin : nous ne supprimons pas la vie et nous faisons tous nos efforts pour la conserver. Nous n'avons plus, pour nous décider à l'intervention, à rechercher si la valeur de la vie de la mère est plus considérable que celle de l'enfant ; l'influence des différentes convictions philosophiques ou religieuses est nulle, car, agissant comme je le conseille, on obéit à la religion que doivent posséder et que possèdent tous les médecins, à savoir : la religion de l'humanité.

La seule et grande préoccupation du médecin doit être de rechercher, d'étudier, de préciser la cause et la gravité des accidents contre lesquels il a à lutter, et, s'il acquiert la conviction que c'est bien la grossesse qui est la coupable, *après avoir pris l'avis de confrères et avoir vu ces derniers partager son opinion et sa responsabilité*, il a le droit et le devoir de mettre en œuvre le seul moyen qui peut guérir, et que je voudrais voir appeler l'*avortement thérapeutique*.

Chargé, au Congrès international de gynécologie et d'obstétrique tenu à Amsterdam en 1899, de faire un rapport sur l'indication de l'opération césarienne comparée avec la symphyséotomie, la craniotomie et l'accouchement prématuré artificiel, je disais (1) :

« Avant d'exposer et d'étudier les raisons qui militent pour ou contre telle ou telle intervention, je crois nécessaire de faire une profession de foi.

« Pour moi, l'accoucheur doit rester médecin dans tous ses actes.

« C'est-à-dire qu'il doit toujours et partout éviter la maladie et s'efforcer de conserver et de prolonger la vie chez les êtres qui se confient à lui ou qui lui sont confiés. Pour cela, chez toute femme enceinte, l'accoucheur doit avoir pour but de mener la grossesse à terme et de procéder à l'accouchement avec le minimum de traumatisme pour la mère et pour l'enfant. C'est-à-dire que cette doctrine, que ce dogme, si l'on veut, exclut de la thérapeutique des

(1) PINARD, *Ann. de gynécol. et d'obstétr.*, août-sept. 1899.

accouchements, dans les rétrécissements du bassin, aussi bien l'accouchement provoqué que l'embryotomie sur l'enfant vivant.

« Dès qu'un enfant est conçu, nul n'a le droit de s'opposer à son développement ; l'accoucheur, toujours et partout, a le devoir de le protéger ainsi que sa mère.

« J'ai montré, ailleurs, que dans l'avortement thérapeutique, le seul légitime, l'accoucheur s'efforçait de sauver la mère, mais ne tuait pas l'enfant.

« L'accouchement prématuré artificiel, outre qu'il tue plus de 30 enfants sur 100, ne peut produire que des prématurés, c'est-à-dire des êtres à développement incomplet, ne possédant pas toutes les aptitudes à vivre de la vie extra-utérine, et pour la plupart candidats désignés aux maladies et aux infirmités.

« Avant l'antisepsie, à l'époque où l'opération césarienne et la symphyséotomie tuaient à peu près toujours les mères, on comprend que l'accouchement prématuré ait pu être adopté ; on préférait un malade à une morte. Aujourd'hui, heureusement, cette impuissance a disparu.

« De même, je ne puis admettre qu'on discute l'opportunité d'une intervention en se basant sur la valeur morale ou sociale de la vie de la mère ou de celle de l'enfant. Si l'on entre dans cette voie, si l'on est logique, on aboutit fatalement à la disparition de l'espèce. Or, je suis l'ennemi de l'individualisme. Pour moi, les conditions de milieu hygiénique ou social ne doivent pas avoir plus d'influence sur le choix d'une intervention que le nombre de naissances dans un pays ne doit légitimer les opérations fœticides. »

Enfin, dans ma leçon de réouverture de l'année dernière (1), je disais en terminant :

« Vous avez pu apprécier les connaissances acquises dans l'acte de la parturition proprement dite et juger de tout ce qui a été fait, se fait et est à faire encore pour rendre cet acte fonctionnel aussi normal, aussi peu dangereux que possible, pour la mère et pour l'enfant.

(1) PINARD, *Ann. de gynécol. et d'obstétr.*, déc. 1900.

« Vous avez vu disparaître à la fin du XIXe siècle un *opprobre scientifique*, le sacrifice de l'enfant. A l'heure actuelle, il n'est plus un accoucheur qui ait le triste courage de se déclarer partisan de l'embryotomie sur l'enfant vivant bien portant. C'est en balbutiant que quelques-uns prétendent encore avoir le droit de porter une main meurtrière sur l'enfant dit *compromis.* »

J'en ai fini avec ce long plaidoyer *pro domo meâ*, qui m'a été imposé par ceux qui, en combattant la doctrine que je soutiens, ont insinué que mes opinions avaient souvent varié, ou m'ont assimilé aux auteurs inexpérimentés, nouveaux venus, qui à la suite de la relation *d'une* opération césarienne ou *d'une* symphyséotomie réussie, saisissent l'occasion pour proclamer que la craniotomie sur l'enfant vivant doit être abolie et que la pratique n'en est plus justifiable.

J'arrive maintenant au discours de M. Maxwell. Prononcé par un homme dont le caractère est justement estimé et honoré, par un substitut de procureur général, à une audience solennelle, et communiqué à un journal de médecine à tirage aussi considérable que l'est celui de la *Semaine Médicale*, ce document revêt tout d'abord pour ces raisons un caractère particulièrement sérieux.

Quel est le *clou* de ce discours ? Une réfutation de ma doctrine se terminant par des paroles qui semblent menaçantes pour ceux qui en sont partisans. Écoutez ce haut magistrat, vous verrez que je n'exagère pas : « Vous opérez, dit il, la mère malgré elle, *ou simplement à son insu et à l'insu des siens* ; elle succombe aux suites de l'opération. Échapperez-vous à une action en dommages-intérêts? *Je ne le pense pas.* Votre responsabilité sera, je le répète, certainement engagée si vous avez agi malgré la mère ou ses parents ; *elle le sera probablement si vous avez agi à leur insu.* Et cette responsabilité découlera d'un fait juridique certain : la violation du droit qui appartient au patient seul, ou à ceux qui le représentent s'il ne peut manifester sa volonté de déterminer les conditions dans lesquelles il autorise toute atteinte à son intégrité corporelle. »

Et, m'accablant sous les fleurs d'abord, il ajoute pour montrer combien mon influence peut être néfaste à la jeunesse médicale : « Excusez-moi d'avoir si longtemps examiné cette question délicate. Je l'ai fait avec soin, parce que j'ai la plus grande considération pour l'homme éminent dont je combats en droit les conclusions, et parce qu'il m'a paru nécessaire de le faire. D'autant plus nécessaire que c'est à des élèves que ces conseils sont donnés, c'est-à-dire à des jeunes gens qui auront les idées hardies du maître sans avoir son expérience consommée, son habileté extraordinaire, sa science complète. De pareilles qualités compensent dans la pratique les inconvénients d'une théorie trop absolue ; celui qui ne les possède pas s'expose, au contraire, à de *sérieux dangers* : j'ai voulu les signaler. » Vous reconnaitrez avec moi, je pense, qu'il serait malaisé de dire d'une façon plus polie, mais plus nette : le professeur Pinard est un éducateur dangereux.

Or, pénétré autant que qui que ce soit de l'importance des fonctions que j'ai à remplir, y consacrant toute mon activité, je pourrais, je devrais être ému de ce jugement. Eh bien ! je vous assure que, personnellement, je n'ai nullement été troublé. Mais si je considère que je ne suis pas atteint, je suis certain que d'autres, indirectement, peuvent l'être et le seront si nous n'y prenons garde, et ces autres seront les mères et les enfants. Et je ne suis pas seul à penser ainsi, car j'ai reçu, de différents points de la France, nombre de lettres de mes jeunes confrères me demandant de répondre et me criant au secours !

En effet, les paroles prononcées par M. Maxwell ne constituent rien moins qu'une atteinte au *libre et plein exercice que donne le diplôme*, droit que j'ai toujours réclamé et pour lequel je combattrai sans cesse et toujours.

M. le substitut du procureur général près la Cour de Bordeaux a essayé de montrer les dangers que pouvait faire courir un professeur à la Faculté de médecine de Paris. Avant de lui répondre à ce sujet, je vais vous prouver à mon tour combien certains magistrats peuvent être dangereux lorsqu'ils procèdent de façon à porter atteinte aux droits que donne le diplôme de docteur en médecine.

L'affaire Laporte se passa à la fin de l'année 1897. Or, savez-vous quelles furent les conséquences de l'emprisonnement de notre confrère et d'un premier jugement le condamnant? Je ne puis vous les montrer toutes, mais à ce point de vue le tableau qui est là, sur les murs de ma Clinique, constitue une réponse tristement éloquente, hélas! Jamais les cas de mort ne furent aussi nombreux qu'en 1898. Pourquoi? parce que les médecins, terrorisés par la monstrueuse arrestation de leur confrère, par sa condamnation, redoutant les effets de la *loi* (?) ainsi comprise et appliquée, refusaient leur concours. C'est ainsi que les malheureuses pour lesquelles on avait fait en vain appel à sept ou huit médecins nous étaient amenées trop tard, c'est-à-dire mourantes, et succombaient quelques instants ou quelques heures après leur entrée dans le service.

C'est parce que je redoutais ces terribles conséquences que je disais ici même, le 8 novembre 1897, dans ma leçon sur *les Rapports de l'obstétrique avec la médecine légale :* « Vous, jeunes confrères qui m'écoutez, qui bientôt, demain peut-être, vous trouverez en face de cas semblables, quand vous serez seuls, loin de tout aide et de tout secours, allez hardiment, forts de votre science et de votre conscience. Ne songez qu'au salut des êtres qui vous sont confiés. N'ajoutez pas à votre émotion, à vos angoisses de débutant, la crainte d'être accusés d'impuissance, car alors votre volonté pourrait tituber, votre main n'aurait plus la même sûreté voulue, ou peut-être encore seriez-vous amenés à commettre cette lâcheté de déserter le champ de bataille, de mettre en pratique, suivant la poignante expression de Me Henri Robert, **la théorie du laisser mourir.** »

Heureusement, d'autres magistrats plus éclairés — et ceux-là sont nombreux — vinrent, par un acquittement prononcé le 27 février 1898, faire changer la face des choses, comme en témoignent les chiffres suivants :

	Nombre de femmes accouchées à la Clinique Baudelocque	Mortalité totale
1894	2.139	9
1895	2.080	12
1896	2.270	12
1897	2.314	11
1898 (année de l'affaire Laporte)	2.305	**24**
1899	2.506	11
1900	2.442	10

Cela suffit, je pense, à légitimer les craintes que je ressens lorsqu'une intervention des magistrats tend à restreindre le rôle du médecin.

J'arrive maintenant au cœur du sujet et vais discuter à nouveau cette grave question : *En présence d'une femme en travail ne pouvant accoucher naturellement, quelqu'un a-t-il le droit d'empêcher le médecin de pratiquer l'intervention qu'il juge nécessaire et de lui imposer, dans le but de faire courir moins de danger à la mère, une opération dont le premier acte consistera à tuer l'enfant ?*

Contrairement à la doctrine que je soutiens, M. Maxwell concède ce droit à la femme elle-même, au mari, aux parents, aux proches de la femme.

Voyons quelles sont ses raisons?

En vertu d'une loi non écrite, dit-il, mais innée en nous, *non scripta sed nata lex,* « la mère a le droit de conserver son intégrité corporelle, même aux dépens de son fruit...

« S'il est dans une ville où il a des confrères, s'il n'y a pas urgence, le médecin pourra peut-être refuser son concours et demander qu'on le remplace; mais s'il y a urgence et si les autres médecins sont trop éloignés, il devra faire l'opération réclamée par la parturiente, *même si elle entraîne la mort de l'enfant* ».

Ainsi, voici pour la femme le droit au fœticide proclamé juridiquement. Afin de conserver l'intégrité de son corps et la beauté de sa forme, la femme a le droit de faire tuer son enfant!

Mais alors, monsieur le substitut du procureur général, sur quoi vous appuierez-vous pour requérir contre un médecin accusé d'avoir provoqué un avortement et qui vous répondra : Oui, j'ai provoqué l'avortement de Mme X.... car sa grossesse déterminait des vergetures nombreuses, *stigmates indélébiles* déformant son ventre ; or, ayant lu dans un discours prononcé par un haut magistrat qu'une femme a le droit de conserver son intégrité corporelle et qu'une cicatrice du ventre était fatale à la beauté, d'accord avec Mme X... et avec vous, *ut careat rugarum crimine venter*, j'ai supprimé le misérable.

Avec votre raisonnement, monsieur Maxwell, on va droit à l'extinction de l'espèce. Renseignez-vous auprès du « distingué professeur de clinique obstétricale de votre Université », il vous dira que l'accouchement même naturel respecte rarement l'intégrité du corps. Or, sachant cela, toute femme, pour éviter les déchirures et par cela même les cicatrices de la région périnéale — région qui a aussi sa valeur au point de vue de l'esthétique, — pourra dire, aura, d'après vous, le droit de dire : Docteur, vous broierez mon enfant, car je ne veux pas être *déchirée*.

Je n'exagère pas, je cite :

« Il ne faut pas se préoccuper uniquement des dangers que court la vie de la parturiente ; il faut s'inquiéter de ceux que courent sa santé, le bon fonctionnement de ses organes, l'intégrité de son corps. En examinant tout à l'heure l'étendue de ses droits sur sa personne physique, j'indiquais qu'elle était en état de légitime défense contre toute agression portant atteinte à sa santé ou à son intégrité corporelle. Or, peut-on affirmer que l'opération césarienne et la symphyséotomie ne présentent à ces points de vue aucune conséquence fâcheuse ?

« Poser la question, c'est encore la résoudre. *L'opération césarienne laissera une cicatrice fatale à la beauté !...* »

Ainsi, par crainte de la cicatrice, toute femme a droit au fœticide !

Mais non, me répondra M. Maxwell ; le droit de « solliciter l'embryotomie ne lui donne pas le droit de vie et de mort sur son fruit... Il y a, en effet, contradiction entre l'existence du droit de vie et de mort ou la légitime défense. »

J'avoue ne plus comprendre. Du reste, je ne comprends pas

davantage comment une femme est condamnable quand elle se fait avorter, comment elle est condamnable quand, aussitôt après sa naissance, elle étrangle son enfant, et comment elle ne l'est pas quand, au moment où l'enfant va naître, elle le fait tuer.

Reconnaissant, une fois de plus, que je n'avais aucune aptitude pour l'étude du droit, constatant que les explications de M. Maxwell ne faisaient point la lumière dans mon cerveau, je m'adressai alors à des jurisconsultes avec lesquels je pouvais m'entretenir.

Je me fis documenter par mon ami Cruppi, ancien avocat général, aujourd'hui député.

C'est ainsi que j'ai fait connaissance avec les auteurs Chauveau et Faustin Hélie (1), Aubry et Rau (2), Demolombe (3), Laurent (4), Garraud (5), et avec les nombreux arrêts qui constituent la jurisprudence.

Mon obnubilation cérébrale commença alors à disparaître, et, consultant à nouveau le rapport de M. Bétolaud au Comité consultatif de l'administration générale de l'Assistance publique de Paris, en date du 21 décembre 1899, et l'avis qui fut adopté dans la même séance, — avis concernant *les opérations d'urgence sur les parturientes soignées dans les hôpitaux*, — je repris pied et compréhension.

Enfin, je reçus de mon éminent compatriote Bertrand, ancien procureur général, la remarquable consultation dont je vais vous donner lecture et dont je ne saurais assez le remercier :

---

(1) A. Chauveau et Faustin Hélie, *Théorie du code pénal*, IV, p. 124, 6e éd. Paris, 1887.

(2) Aubry et Rau, *Cours de droit civil français d'après la méthode de Zachariæ*, IV, p. 755 et 756, 4e éd. Paris, 1871.

(3) Demolombe, *Traité des engagements qui se forment sans convention ; des contrats ou des obligations conventionnelles en général*, VIII, p. 473. Paris (sans date).

(4) Laurent, *Principes de droit civil français*. XX, p. 558, § 516. Paris, 1876.

(5) Garraud, *Traité théorique et pratique du droit pénal français*, V, p. 23, § 1793, 2e éd. Paris, 1901.

Paris, 9 novembre 1901.

Mon cher Maître,

La question que vous me posez est telle qu'il semble qu'on n'a jamais assez étudié ni réfléchi avant d'y répondre. Le légiste a ses angoisses comme le médecin.

Voici, cependant, mon avis :

Première question : La femme en travail ne pouvant accoucher spontanément par suite du rétrécissement du bassin, l'enfant est à terme et vivant; l'intervention que le médecin juge indiquée, nécessaire et indispensable lui est interdite par la parturiente; une autre intervention lui est imposée, et cette intervention implique la mort de l'enfant. Le médecin encourt-il une responsabilité matérielle, civile ou pénale s'il intervient malgré l'interdiction ?

Cette hypothèse ainsi généralisée comprenant une infinité de cas particuliers, la question n'est pas susceptible d'une solution proprement dite, mais on peut affirmer, en principe, que, actuellement au moins, les tribunaux relèveraient, dans le fait de passer outre à l'interdiction, une imprudence initiale mettant tous les risques subséquents à la charge de l'opérateur.

Le médecin ne pourrait exciper de son devoir de conserver le plus de vies possible et de son droit de choisir l'opération.

Dès que l'enfant est formé dans le sein de la mère, la mère a des devoirs qui le concernent. Il ne s'agit pas d'obligation envers lui, il n'est pas personne juridique avant sa naissance, et la maxime *Infans conceptus pro nato habetur quoties...* ne le considère pas comme une personne, mais comme une ÉVENTUALITÉ.

La mère a le *devoir* de respecter la vie de l'enfant, et, par conséquent, de se prêter à tout ce qui est nécessaire pour le mettre au monde. Ce devoir n'a pour limites que l'urgence de la conservation de la mère elle-même ; mais (le cas de crime d'avortement excepté) il n'a de sanction que dans la conscience de la mère. Maîtresse de son corps, elle a le droit, si elle juge sa vie mise en danger par l'intervention qui sauverait l'enfant en péril de mort lui-même, de se préférer.

Le médecin ne peut être juge en appel de la compétence de la femme, du bien fondé ou de la sincérité du motif, en un mot de la légitimité de refus. A quel titre le serait-il ? Il ne représente ni la société ni l'enfant. Son devoir professionnel, devoir de conscience et devoir social, fût-il du conserver le plus de vies possible, même au prix d'un risque non prévu, le devoir général est limité par la prohibition spéciale de la femme. Le progrès de la médecine n'a d'autre conséquence que de rendre plus impérieux le devoir de conscience de la mère, le risque étant moindre. Encore faut il remarquer que, même avec ce progrès, le refus sera très concevable vis à vis certains médecins, dans certaines conditions, alors qu'il le serait moins dans d'autres cas et à l'égard d'autres praticiens.

Deuxième question : La responsabilité dont s'agit sera t elle encourue si, la parturiente étant dans l'impossibilité matérielle ou morale d'exprimer une volonté consciente et libre, l'interdiction de l'intervention émane du mari, des parents, des proches ou de l'entourage ?

A mon avis, *le droit de se refuser à l'intervention ne peut se déléguer, et personne ne peut représenter la parturiente.* Dans ces cas, le médecin n'agit que sous sa responsabilité morale, et j'estime qu'il ne pourrait être taxé d'imprudence par le seul motif qu'il n'aurait pas suivi l'avis qu'il aurait bien fait de solliciter de ces personnes. Cependant, il y aurait lieu d'examiner si le mari ne pourrait s'opposer, en vertu du droit propre qu'il tient du mariage et des devoirs d'assistance et de protection qui lui sont imposés par la loi.

Je pense que, actuellement, les tribunaux s'inspireraient des principes que je viens d'indiquer. Je dis *actuellement*, parce que la notion de la responsabilité attachée à l'intervention interdite dans les cas visés peut se modifier par suite du progrès de la science d'une part et de la conception des obligations sociales d'autre part.

Mais, je m'arrête pour ne pas m'égarer dans des conjectures. Il est déjà bien assez difficile de déterminer le droit présent.

BERTRAND.

Si ce document ne me donne pas complètement satisfaction, il en résulte déjà que la parturiente a seule le droit de se refuser à une intervention, ce droit ne pouvant se déléguer à personne. Nous voilà ainsi débarrassés des parents et des proches. Mais pour qu'une femme accepte ou refuse une opération, il faut la lui proposer. Or, sommes-nous donc obligés de lui faire un cours d'obstétrique opératoire à la malheureuse en période d'expulsion ? de lui montrer les instruments que nous allons employer ? de lui mettre sous les yeux le pourcentage de mortalité inhérent à chaque mode d'intervention ?

J'ai dit : la malheureuse en période d'expulsion, car je ne pense pas qu'on veuille renseigner *pendant la grossesse* les femmes ayant un bassin plus ou moins rétréci ! Qui donc sait à l'avance ce qui se passera au moment de l'accouchement ? J'espère qu'on évitera à ces pauvres femmes toutes les angoisses, toutes les terreurs qui ne manqueraient pas de les envahir si on leur apprenait qu'elles pourront être justiciables de telle ou telle intervention.

Ce n'est point ainsi que je comprends le rôle de l'accoucheur, pour ma part.

La femme enceinte qui se confie à un médecin lui donne par ce fait même le mandat de sauvegarder sa vie et celle de son enfant au moment de l'accouchement, que l'opération soit naturelle ou artificielle. Elle ne peut et ne doit pas discuter avec lui sur la conduite à tenir au moment de l'accouchement, sur les différents procédés à employer. Est-ce qu'un chirurgien discute avec son patient sur les différents procédés qui peuvent être employés lorsqu'il a une amputation à pratiquer ? On peut discuter sur l'opportunité de l'amputation, le patient peut accepter ou refuser l'opération, mais il ne peut discuter et il ne discute pas sur la valeur de tel ou tel procédé. Or, chez la femme en travail, on ne peut discuter l'opportunité de l'opération ; celle qui doit fatalement s'accomplir, c'est l'*accouchement*, et alors que le plus souvent on ne sait qu'à la dernière période du travail si l'opération sera naturelle ou si l'on devra intervenir, alors que l'homme le plus expérimenté ignore ce qu'il va être obligé de faire, alors qu'une indication opératoire urgente se montre, vous voulez discuter avec la parturiente ? Je répète que je ne puis comprendre et admettre une conduite semblable.

Il faut, dit-on, encore que la femme ait une volonté ferme et consciente au moment où elle accepte ou refuse l'opération.

Mais combien de femmes sont dans cet état, pendant le travail de l'accouchement ? Que MM. les juristes viennent donc faire un stage dans nos salles d'accouchement ; ils se rendront compte alors de l'état mental de nos parturientes dans les différents stades du travail.

Cependant, il ne faut pas dédaigner cette condition : il faut que la volonté soit *consciente*, dites-vous, il faut que l'état mental soit normal. Soit, j'accepte cette proposition. Mais alors vous me faites, moi médecin, juge de son état. Or, je vous déclare que toute femme en travail qui, pour conserver l'intégrité de son corps, exige la mort de son enfant, est pour moi une *inconsciente*. Car je suis en pleine et parfaite communion d'idées avec cette belle et digne mère de famille qui, après avoir lu le discours de M. Maxwell, m'écrit ces lignes où se montre avec toute sa simplicité et sa grandeur le caractère de la vraie femme :

« La seule heure où la femme ait le droit de choisir si elle veut ou non conserver l'intégrité de son corps, est celle où elle s'abandonne aux joies de l'amour et à leurs conséquences.

« En consentant à suivre son mari, elle a accepté le plus imprescriptible des devoirs maternels : celui d'exposer sa vie pour défendre ou conserver celle de ses enfants. Si elle ne comprend pas ce devoir, c'est à ses proches à lui rappeler les droits de celui auquel a été fait librement le don de la vie. »

Je viens de vous démontrer, je pense, en discutant le discours de M. Maxwell, que le *summum jus* est trop souvent encore aujourd'hui la *summa injuria*, et que dans l'espèce, à mon avis du moins, un abîme sépare le droit, et de la justice et de la morale.

Abandonnant les régions de la théorie et de l'hypothèse, j'entre maintenant sur le terrain de la réalité et de la pratique et je me pose devant vous cette question : Combien de fois, dans l'exercice de ma profession, c'est-à-dire depuis vingt-sept ans, ai-je rencontré d'opposition à une intervention que je croyais nécessaire ? Une seule fois. Et il s'agissait dans ce cas, observé en ville, d'une grossesse extra-utérine à terme avec enfant vivant.

Quelle a été la suite de ce refus ? Cette femme me fit appeler plus tard ; je la trouvai mourante et elle mourut en effet. Résultat : deux morts, l'enfant d'abord, la mère ensuite. Dans deux autres cas semblables, qui se passèrent dans cette clinique, je pus opérer au moment que je croyais opportun. Je ne fus arrêté ni par la mère, ni par le mari, ni par les proches. Résultat : deux femmes et deux enfants vivants.

Dans deux autres circonstances, l'opération césarienne me fut imposée : le 28 décembre 1890 et le 16 avril 1891 ; résultat : deux femmes mortes (1).

Vous voyez, en somme, combien ont été rares dans ma pratique privée ou hospitalière les cas où on m'a opposé un refus à une intervention. Je suis convaincu que vous vous trouverez dans les mêmes conditions si vous agissez comme nous le faisons ici et que vous n'aurez des refus de la part de vos clientes que quand vous leur aurez fait endurer le supplice auquel je faisais allusion il y a un instant, c'est-à-dire quand vous les aurez soumises à la torture de la vue des instruments ou de l'audition des détails des opérations. Et c'est alors que, suivant la conduite que je vous conseille, il vous arrivera d'entendre ce cri, entendu par un de mes collègues de Bordeaux, que j'ai l'honneur de compter parmi mes élèves, et qui m'écrivait récemment à propos du discours de M. Maxwell :

Précisément, il y a quinze jours, j'ai fait, en ville, une symphyséotomie qui m'a permis de retirer sauve une superbe fille. Au bout de quelques jours, la mère heureuse, embrassant son enfant, me disait : « Je frémis à la pensée que j'aurais pu refuser cette opération dont je ne me suis pas aperçue et dont je ne m'aperçois pas.

FIEUX,

Professeur agrégé
à la Faculté de médecine de Bordeaux.

Je le répète, *aux médecins seuls appartient le domaine des indications opératoires. Agir autrement, c'est amoindrir, c'est avilir le*

(1) Voir : *Fonctionnement de la clinique Baudelocque*, année 1891, p. 70 et suivantes.

diplôme que vous confère la Faculté et c'est aller à l'encontre des intérêts véritables de ceux dont on doit sauvegarder la vie.

En face d'un cas difficile, chaque fois que vous le pourrez, provoquez, demandez l'avis de vos confrères, afin de vous éclairer, d'une part, et de faire partager votre responsabilité, d'autre part. En cas d'urgence, livré à vos propres ressources, faites seul ce que vous dicteront votre science et votre conscience, et n'ayez ni la volonté, ni la main paralysées par le souvenir du discours de Bordeaux.

Si l'on refuse l'intervention que vous jugez nécessaire et si l'on vous impose l'embryotomie sur l'enfant vivant, ne consentez jamais à devenir l'exécuteur de basses œuvres et retirez-vous.

Je ne puis terminer sans informer M. Maxwell que, si j'ignore absolument où, quand et de quelle façon mes élèves ont exagéré mes préceptes, je suis absolument certain qu'il a, lui, puisé à une mauvaise source pour se faire documenter au point de vue médical, et je vais lui en donner la preuve.

Il écrit que mes idées ont été « combattues au Congrès de Marseille » ; or, j'ai assisté à toutes les séances de ce Congrès, et je n'ai souvenir que d'applaudissements dont je suis très fier. J'en appelle à mon éminent collègue et ami le professeur Queirel, qui me fait l'honneur d'assister à cette leçon.

Il écrit qu'elles ont été « combattues au Congrès de Gand » ; or, je n'ai jamais eu connaissance de ce Congrès, ni des « spécialistes de valeur » qui se sont montrés mes adversaires. Renseignements pris, ce Congrès n'a jamais eu lieu.

Il écrit « que la paroi abdominale pourrait céder après l'opération césarienne » ; il écrit : « La symphyséotomie est justiciable d'autres critiques encore ; les articulations du bassin en souffrent ; on a cité des femmes devenues incapables de tout travail à la suite de cette opération.

« Enfin, que dire des suites éloignées de ce mode d'intervention? Quelles statistiques nous les font connaître ? »

Alors que je montre depuis dix ans les femmes chez lesquelles la symphyséotomie a été pratiquée une fois, deux fois, trois fois, et toutes marchant bien et ayant repris leurs occupations; alors que je publie tous les ans ma statistique afin de faire connaître les résultats de mon enseignement et de ma pratique, je ne puis vraiment répondre qu'une chose aux assertions de M. Maxwell : c'est que M. le procureur général Bulot a eu mille fois raison de rappeler aux magistrats qu'il y a de graves inconvénients à accepter sans contrôle et à considérer comme exacts les renseignements fournis par des auxiliaires.

Cette réponse faite à la magistrature s'aventurant sur le terrain médical, je vais en faire une autre à mes confrères combattant mes idées, et elle sera courte.

Je n'ai nulle prétention à l'infaillibilité et je ne cherche qu'une chose : faire mieux demain qu'aujourd'hui. Or, voici inscrit sur ce tableau, année par année, le résultat obtenu dans cette clinique au point de vue des mères. Je publie tous les ans le fonctionnement de mon service et l'on peut y trouver le nombre des enfants sortis vivants et bien portants ; c'est là, je pense, le résultat de mon enseignement et de ma pratique. Si je suis dans l'erreur, c'est que vos résultats sont meilleurs. Montrez-moi celle de vos maternités dans laquelle les femmes meurent moins et où les enfants naissent plus vigoureux et plus nombreux qu'à la Clinique Baudelocque — et, jusqu'à présent, je n'en connais pas, — et alors seulement je me rallierai à vos opinions et j'adopterai vos méthodes :

Depuis le 1er janvier 1890 jusqu'au 1er janvier 1900, sur 22.277 femmes ayant accouché à la Clinique Baudelocque, 22.159 sont sorties vivantes et 118 sont mortes, soit une mortalité intégrale de 0,52 p. 100 (1).

(1) *Fonctionnement de la Clinique Baudelocque*, année 1900, p. 111.

28-1901. — Tours, imp. E. Arrault et Cie

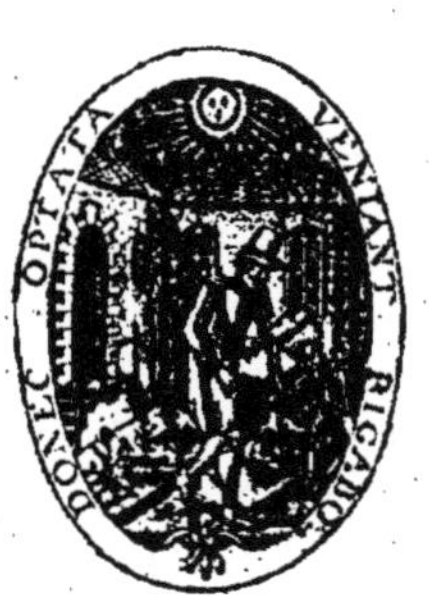

Tours. — Imp. E. Arrault et Cie.

www.ingramcontent.com/pod-product-compliance
Ingram Content Group UK Ltd.
Pitfield, Milton Keynes, MK11 3LW, UK
UKHW021202230726
13926UKWH00001B/262

9 782016 125854